Sameh Achoura
Cheddy Taamallah

HIDROCEFALIA CRÓNICA EM ADULTOS :

Sameh Achoura
Cheddy Taamallah

HIDROCEFALIA CRÓNICA EM ADULTOS :

ELEMENTOS PROGNÓSTIÇOS DO TRATAMENTO CIRÚRGICO

ScienciaScripts

Imprint

Any brand names and product names mentioned in this book are subject to trademark, brand or patent protection and are trademarks or registered trademarks of their respective holders. The use of brand names, product names, common names, trade names, product descriptions etc. even without a particular marking in this work is in no way to be construed to mean that such names may be regarded as unrestricted in respect of trademark and brand protection legislation and could thus be used by anyone.

Cover image: www.ingimage.com

This book is a translation from the original published under ISBN 978-620-6-72082-9.

Publisher:
Sciencia Scripts
is a trademark of
Dodo Books Indian Ocean Ltd. and OmniScriptum S.R.L publishing group

120 High Road, East Finchley, London, N2 9ED, United Kingdom
Str. Armeneasca 28/1, office 1, Chisinau MD-2012, Republic of Moldova, Europe
Printed at: see last page
ISBN: 978-620-8-05758-9

ÍNDICE DE CONTEÚDOS

INTRODUÇÃO

Anteriormente conhecida como hidrocefalia de pressão normal (NPH), é conhecida como hidrocefalia crónica do adulto (CAH) desde o trabalho de Bret e Chazal na literatura de língua francesa em 1995 [1]. A hidrocefalia crónica do adulto é uma síndrome clínica classicamente caracterizada por distúrbios da marcha, demência e incontinência urinária com sinais radiológicos de dilatação ventricular sem elevação da pressão intracraniana (PIC) [2].

Este quadro clínico, muitas vezes incompleto, apresenta-se geralmente tardiamente (até à 6ª ou 7ª década). A fisiopatologia da dilatação ventricular na HAC ainda não foi explicada. Uma alteração da complacência cerebral ao pulso de fluido, uma perturbação da reabsorção de fluido relacionada com a idade e factores vasculares e genéticos têm sido citados como possíveis causas [3]. Na presença de uma patologia do sistema nervoso central ou de um traumatismo, a hidrocefalia crónica do adulto é considerada secundária. Na ausência de outras causas, diz-se que é primária ou idiopática [3].

O diagnóstico da HAC é geralmente clínico. A doença de Alzheimer continua a ser o principal diagnóstico diferencial, que deve ser excluído [4].

A ressonância magnética (RM) e a tomografia computorizada (TC) cerebral são utilizadas para confirmar o diagnóstico através da demonstração da dilatação ventricular e para excluir outras patologias do sistema nervoso central [5].

Dada a variabilidade do quadro clínico, o diagnóstico da HAC continua a ser um desafio para os médicos assistentes, assim como o seu tratamento [6]. O tratamento é geralmente cirúrgico, com a colocação de uma derivação permanente de fluido resultando numa melhoria significativa, mas por vezes temporária, dos sintomas na maioria dos doentes [7]. O principal objetivo deste estudo é, portanto, determinar os elementos prognósticos do tratamento neurocirúrgico de doentes com hidrocefalia crónica do adulto.

MÉTODOS

1. Conceção e enquadramento do estudo :

Trata-se de um estudo retrospetivo, descritivo e monocêntrico efectuado no serviço de neurocirurgia do Hôpital Militaire Principal d'Instruction de Tunis (HMPIT) durante um período de 16 anos (de 2004 a 2020).

2. População do estudo :

2.1. Critérios de inclusão :

O nosso estudo incluiu todos os pacientes com mais de 40 anos de idade que foram admitidos no departamento de neurocirurgia do Hôpital Militaire Principal d'Instruction de Tunisie de 2004 a 2020 para tratamento de hidrocefalia crónica do adulto.

Critérios de não-inclusão :

Não foram incluídos todos os indivíduos com malformações de uma localização diferente no cérebro ou com hidrocefalia com hipertensão intracraniana.

Critérios de exclusão :

Os doentes com idade inferior a 40 anos foram excluídos do estudo e quatro doentes inicialmente incluídos foram excluídos por falta de dados.

3. Ponto final primário:

Este estudo centra-se na ocorrência de pelo menos um episódio de recorrência, a fim de determinar os factores de risco de recorrência em doentes operados a hidrocefalia crónica do adulto.

4. Recolha de dados :

As informações seguintes foram recolhidas numa base de dados eletrónica para cada doente admitido no serviço de neurocirurgia do Hôpital Militaire Principal d'Instruction de Tunis entre 2004 e 2020:

Caraterísticas básicas

Idade e género.

Antecedentes médicos: neurocirúrgicos, neurológicos, diabetes, doenças cardiovasculares.

Testes de diagnóstico da HPN

Imagiologia: Tomografia computorizada cerebral e ressonância magnética cerebral. Punção lombar depletiva.

Sintomatologia

Os sintomas apresentados pelo doente no momento da admissão e a sua evolução ao longo do tempo: problemas de marcha e de equilíbrio, incontinência urinária, síndrome demencial, perturbações visuais, cefaleias e alterações do estado de consciência.

Evolução

Foram recolhidas as complicações pós-operatórias e de melhoria, as recidivas e a evolução subsequente nos 02 anos de pós-operatório.

5. Estatísticas de análise

Utilizámos o IBM SPSS versão 23 para criar a base de dados e as tabelas. O Microsoft Excel foi utilizado para a elaboração dos gráficos. Os resultados das variáveis qualitativas e quantitativas foram expressos, respetivamente, em média e em percentagem (ou número de efectivos (n)). O nível de significância foi fixado em p ::; 0,05.

6. Considerações éticas e conflito de interesses

Dada a natureza retrospetiva da análise, foi dispensado o consentimento informado por escrito. Os dados recolhidos dos doentes foram tornados anónimos após a análise. Apenas foi registado o número de identificação do processo para eventual verificação. Não foram declarados conflitos de interesse para este estudo.

7. Pesquisa bibliográfica :

Os motores de busca utilizados para a pesquisa bibliográfica foram: Pubmed e Google Scholar. As palavras-chave utilizadas foram: Normal pressure hydrocephalus-Outcome-Prognosis. O software ZOTERO foi utilizado para introduzir e organizar as referências.

RESULTADOS

A. Estudo descritivo

I. CARACTERÍSTICAS EPIDEMIOLÓGICAS

Entre 2004 e 2020, 52 pacientes foram admitidos no serviço de neurocirurgia do Hôpital Militaire Principal d'Instruction de Tunis, dos quais 06 foram excluídos. Dos 46 pacientes inicialmente incluídos, 40 foram mantidos. A figura 1 mostra o diagrama do estudo.

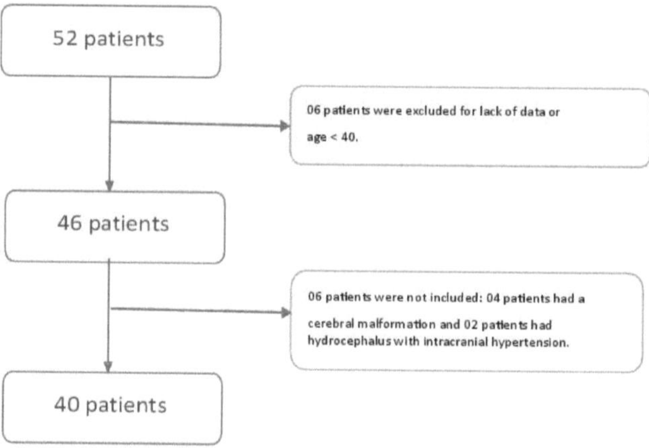

Figura 1: Diagrama do estudo

1. Frequência :

A frequência anual de pacientes que apresentam hidrocefalia crónica do adulto é de 2,5 pacientes por ano, com um aumento do número de pacientes desde o ano de 2018, com um pico de 06 pacientes: Figura 2.

6

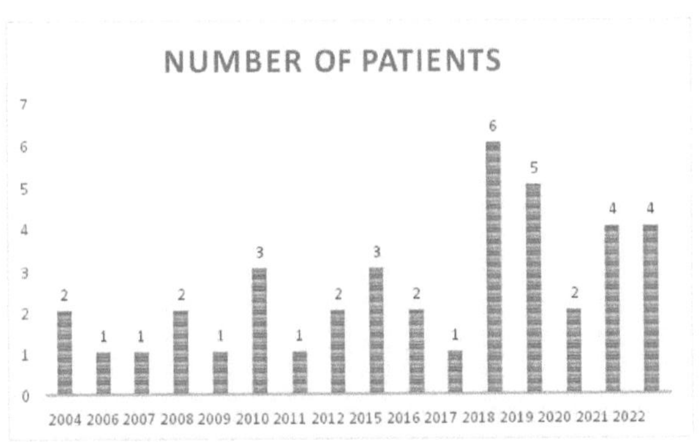

Figura 2: Frequência de doentes por ano

2. Idade:

A idade média dos doentes era de 69 anos, variando entre 44 e 83 anos.

A idade média dos homens era de 69 anos. Para as mulheres, era de 73 anos.

O grupo etário dos 74 aos 83 anos foi o mais afetado, com 18 doentes (45%): Tabela I.

Tabela I: Frequência de doentes por ano.

Faixa etária	44 - 63	64- 73	74 - 83
Número de casos	10	12	18
Percentagem	25 %	30 %	45 %

3.Sexo :

Havia 17 pacientes do sexo feminino (42,5%) e 23 pacientes do sexo masculino (57,5%). O rácio entre os sexos foi de 1,35: Figura 3.

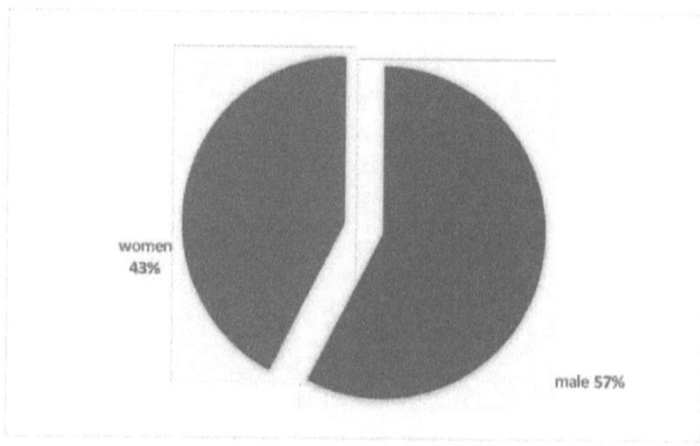

Figura 3: Repartição dos doentes por género

II.CARACTERÍSTICAS CLÍNICAS

1. Tempo de desenvolvimento

A duração da evolução é o tempo que decorre entre o aparecimento dos primeiros sinais clínicos e a consulta do doente que conduz à hospitalização e ao tratamento.

A duração média da doença foi de 15 meses, com extremos que variaram de 01 mês a 05 anos.

2. Modo de revelação

O início da doença foi monossintomático em 07 pacientes, ou seja, 17,5% dos casos, 11 pacientes apresentaram 02 elementos da tríade da HAC, ou seja, 27,5% dos casos, e 22 pacientes apresentaram a tríade completa, ou seja, 55% dos casos.

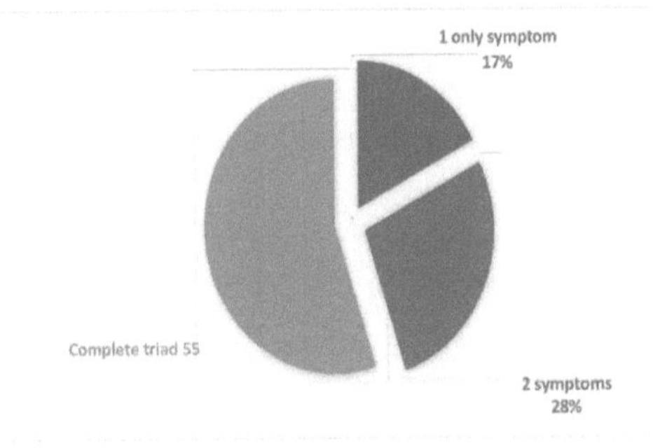

Figura 4: Como se revela a doença

3. Sinais clínicos (Quadro 2)

3.1. A tríade Adams e Hakim

• As perturbações da marcha representaram 92,5% dos casos (37 casos).

• A incontinência urinária foi responsável por 67,5% dos casos (27 casos).

• A síndrome demencial estava presente em 77,5% dos casos, ou seja, 31 casos.

• A tríade de Adams e Hakim estava completa em 22 doentes da nossa série, ou seja, 55% dos casos.

11 pacientes apresentaram 2 sinais da tríade: 06 pacientes apresentaram distúrbios da marcha e uma síndrome demencial, ou seja, 15% dos casos, 04 pacientes apresentaram distúrbios da marcha e incontinência urinária, ou seja, 10% dos casos, e apenas 1 paciente apresentou incontinência urinária e uma síndrome demencial, ou seja, 2,5% dos casos. 09 pacientes apresentaram apenas 1 sinal da tríade: 05 pacientes apresentaram apenas distúrbios da marcha, ou seja, 12,5% dos casos, 02 pacientes apresentaram uma síndrome demencial isolada, ou seja, 5% dos casos, e nenhum paciente apresentou incontinência urinária isolada. Figura 5.

3.2. Outros sinais clínicos

No estudo, os doentes apresentavam sinais clínicos diferentes da tríade de Adams e Hakim:

• 10 doentes tiveram dores de cabeça, ou seja, 25% dos casos.

• 7 doentes (17,5%) tinham problemas visuais.

• 6 doentes sofriam de vertigens (15% dos casos).

• 5 doentes apresentaram problemas de comportamento, ou seja, 12,5% dos casos.

• 1 doente teve uma crise convulsiva (2,5% dos casos)

Tabela II: Sinais clínicos na nossa série

Sinais clínicos	Número de casos	Percentagem
Perturbações da marcha	37	92.5%
Síndrome demencial	31	77.5%
Incontinência urinária	27	67.5%
Dores de cabeça	10	25%
Perturbações visuais	07	17.5%
Tonturas	06	15%
Problemas de comportamento	05	12.5%
Crises convulsivas	01	2.5%

4. História patológica

• 05 doentes tinham antecedentes de AVC (12,5% dos casos).

• 02 doentes tinham antecedentes de doença de Parkinson (5% dos casos).

• 03 doentes tinham antecedentes de HAC (7,5% dos casos).

• 01 paciente tinha história de hemorragia meníngea (2,5% dos casos).

• 02 doentes (5%) tinham antecedentes de hematoma subdural crónico.

• 22 doentes apresentavam hipertensão arterial (55% dos casos).

• 15 doentes (37,5%) tinham diabetes de tipo 2.

• 07 doentes apresentavam dislipidemia, ou seja, 17,5% dos casos.

• 05 pacientes com estenose de doença arterial coronária foram tratados com Aspegic (12,5% dos casos).

• 04 doentes apresentavam insuficiência renal crónica, ou seja, 10% dos casos.

Além disso, 4 doentes não tinham antecedentes patológicos, ou seja, 10% dos casos.

Quadro III: Repartição dos doentes por antecedentes.

HISTORIAL MÉDICO	Número de casos	Percentagem
AVC	05	12.5%
Doença de Parkinson	02	5%
HCA	03	7.5%
Hemorragia meníngea	01	2.5%
HSD crónica	02	5%
HTA	22	55%
Diabetes tipo 2	15	37.5%
Dislipidemia	07	17.5%
Doença arterial coronária estenótica	05	12.5%
IRC	04	10%

III. EXAMES PARACLÍNICOS

1. Imagiologia cerebral

Foi efectuada imagiologia cerebral em todos os doentes da série. Foram submetidos a tomografia computorizada cerebral (TC) ou a ressonância magnética cerebral (RMN). O diagnóstico foi confirmado por imagiologia em todos os doentes.

TC cerebral

Foram efectuadas tomografias computorizadas em 20 doentes, ou seja, 50% dos casos.

12 pacientes apresentavam dilatação triventricular, ou seja, 60%, enquanto 08 pacientes apresentavam dilatação quadriventricular, ou seja, 40%.

Ressonância magnética do cérebro

28 doentes foram submetidos a RMNc, ou seja, 70% dos casos. (06 doentes beneficiaram igualmente de uma tomografia computorizada).

19 pacientes apresentavam dilatação triventricular (68%) e 09 pacientes apresentavam dilatação quadriventricular (32%).

No total, 28 doentes apresentavam dilatação triventricular na TC ou na RMN, ou seja, 70% dos casos do estudo, em comparação com 12 doentes com dilatação quadriventricular, ou seja, 30% dos casos do estudo (Figura 5).

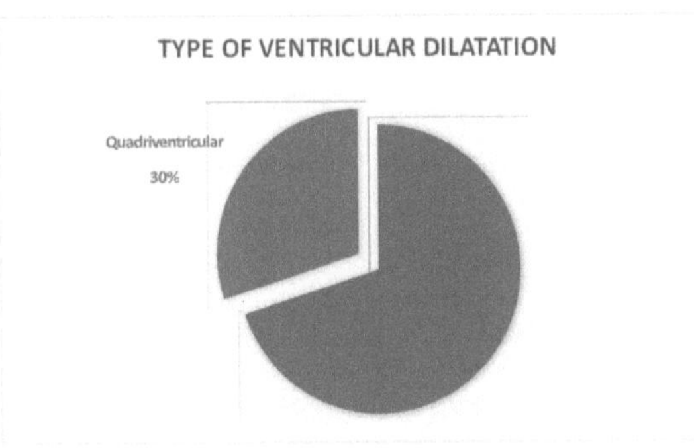

Figura 5: Tipo de dilatação ventricular

Punção lombar

A punção lombar (PL) foi efectuada em 26 doentes (65% dos casos).

13 doentes foram submetidos a uma única punção lombar, ou seja, 50% dos casos. 05 doentes foram submetidos a 2 punções lombares, ou seja, 19% dos casos.

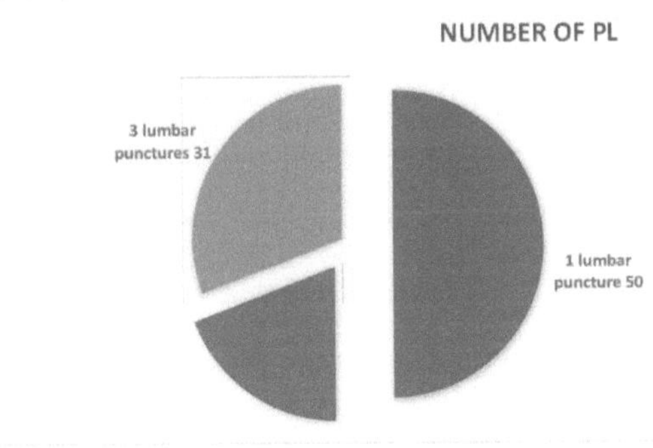

Figura 6: Número de punções lombares efectuadas para cada doente 08 doentes foram submetidos a 3 punções lombares, ou seja, 31% dos casos. (Figura 6).

IV. TRATAMENTO

39 doentes do estudo foram submetidos a tratamento cirúrgico (97,5%). Apenas um doente não foi submetido a cirurgia devido ao risco não negligenciável da

cirurgia (2,5%). 37 doentes foram tratados com uma derivação ventrículo-peritoneal (VPS), ou seja, 95% dos casos, e 2 doentes foram tratados com uma ventriculocisternostomia (VCS), ou seja, 5% dos casos.

V. EVOLUÇÃO

1. Incidentes intra-operatórios

Todos os doentes foram submetidos a cirurgia sem quaisquer incidentes intra-operatórios.

2. Evolução pós-operatória

2.1. Complicações pós-operatórias

5 pacientes tiveram complicações pós-operatórias, ou seja, 13% dos casos.

• 1 doente teve meningite bacteriana que foi tratada com antibióticos e melhorou imediatamente.

• 1 doente apresentou uma crise epilética tónico-clónica generalizada e foi submetido a tratamento antiepilético sem qualquer recorrência das crises.

• 1 doente teve um cateter extra-peritoneal que necessitou de ser reinserido.

• 2 pacientes apresentaram disfunção valvular que exigiu substituição da válvula.

Tabela IV: Tipos de complicações pós-operatórias

Tipo de complicações	Número de casos
Meningite bacteriana	01
Ataque epilético	01
Cateter extra-peritoneal	01
Mau funcionamento da válvula	02

2.2. Desenvolvimento imediato

• Distúrbios da marcha: Dos 33 pacientes com distúrbios da marcha, 32 foram submetidos a cirurgia, incluindo 2 com VCS. O resultado imediato foi favorável em 71% dos doentes, com o desaparecimento das perturbações da marcha.

• Incontinência urinária: Dos 27 pacientes com incontinência urinária, 26 foram submetidos a cirurgia, incluindo 1 paciente com VCS. O resultado imediato foi favorável em 47% dos pacientes com desaparecimento da incontinência urinária.

• Demência: Todos os doentes com demência foram submetidos a cirurgia de DVP. O resultado imediato foi favorável em 44% dos doentes, com desaparecimento da síndrome demencial.

3. Recorrências

Dos 39 pacientes que foram submetidos a cirurgia, 12 (30%) tiveram uma recorrência de HAC.

• 2 pacientes recidivaram entre 01 e 03 meses, ou seja, 17% dos casos.

• 1 paciente recidivou entre 03 e 06 meses, ou seja, 08% dos casos.

• 1 paciente recidivou entre 06 e 12 meses, ou seja, 08% dos casos.

• 5 doentes recidivaram entre 12 e 24 meses, ou seja, 42% dos casos.

• 3 doentes tiveram uma recidiva com uma duração superior a 24 meses, ou seja, 25% dos casos.

Perturbações da marcha: As perturbações da marcha reapareceram em 8 doentes, ou seja, 67% dos casos.

Incontinência urinária: A incontinência urinária reapareceu em 3 pacientes, ou seja, 25% dos casos.

Síndrome demencial: A síndrome demencial reapareceu em 4 doentes (33% dos casos).

Tabela V: Número de pacientes com recidiva e tempo até a recidiva

Prazo para as reincidências	Número de pacientes	Percentagem
01-03 meses	02	17%
03-06 meses	01	08%
06-12 meses	01	08%
12-24 meses	05	42%
>24 meses	03	25%

4. Cirurgia de currículo

Dos 39 pacientes operados, 7 (18%) necessitaram de nova cirurgia.

• 1 doente teve um cateter extra-peritoneal que necessitou de ser reinserido.

• 2 pacientes apresentaram mau funcionamento da válvula, necessitando de substituição da mesma.

• 4 doentes tiveram uma recorrência dos sinais clínicos de HAC que exigiu uma revisão

5. Mortes

Dos doentes inicialmente incluídos no estudo, 7 (17,5%) faleceram. Apenas 1 doente faleceu no serviço na sequência de uma paragem cardiorrespiratória após 2 semanas. 2 doentes faleceram entre 12 e 24 meses depois. 1 doente faleceu na sequência de uma pneumopatia infecciosa sem melhoria dos sinais clínicos de HAC. O outro doente faleceu na sequência de uma infeção por COVID-19 com uma clara melhoria dos sinais clínicos de HAC. 4 doentes morreram num período superior a 24 meses. 2 doentes morreram de acidente vascular cerebral isquémico. 1 paciente morreu após uma infeção por COVID-19 e o outro paciente morreu após um AVC. Todos estes doentes apresentaram uma melhoria parcial dos sinais clínicos: 3 doentes mantiveram uma ligeira perturbação da marcha e 1 doente manteve a incontinência urinária.

B. Estudo analítico

A população do estudo foi dividida em dois grupos:

- Pacientes que obtiveram um resultado ótimo

- Doentes que tiveram um resultado não ótimo

Após um teste das variáveis clínicas e radiológicas, comparamos a relação estatística entre a evolução óptima dos pacientes dois anos após o tratamento cirúrgico e as variáveis pré-estabelecidas.

I. Estudo univariado

1. Idade e sexo

No nosso estudo, verificámos que não existia uma relação estatisticamente significativa entre o resultado ótimo e a idade do doente (**p=0,964**).

Não houve uma relação estatisticamente significativa entre o resultado ótimo e o sexo do doente (**p=0,969**).

2. História

No nosso estudo, verificámos que 66,6% dos doentes que tiveram uma recidiva eram hipertensos e 50% dos doentes que tiveram um resultado ótimo eram hipertensos. No entanto, não houve uma relação estatisticamente significativa entre a hipertensão e o resultado ótimo (**p=0,350**).

Não se verificou uma relação estatisticamente significativa entre a diabetes e o resultado ótimo (**p=0,768**). Assim, 33,3% dos doentes que recaíram eram diabéticos e 39,3% dos doentes com resultados óptimos eram diabéticos. Não houve uma relação estatisticamente significativa entre outras comorbilidades e resultados óptimos.

3. Tempo de desenvolvimento

Verificámos que existia uma relação estatisticamente significativa entre a duração da progressão e a progressão óptima (**p=0,03**). Assim, 58,3% dos doentes que recidivaram tinham uma evolução da doença superior a 24 meses. De facto, o tempo decorrido entre o aparecimento dos primeiros sinais clínicos e o tratamento cirúrgico foi de 8 meses para os doentes que tiveram uma evolução óptima, em comparação com 25 meses para os doentes que recaíram.

4. Tipo de dilatação ventricular

Verificámos que não existia uma relação estatisticamente significativa entre o tipo de dilatação ventricular, tri-ventricular ou quadri-ventricular, e o resultado ótimo (**p=0,523**).

5. Número de punções lombares

No nosso estudo, verificámos que existe uma relação estatisticamente significativa entre o número de punções lombares e o resultado ótimo (**p=0,029**). Assim, 100% dos doentes que realizaram 3 punções lombares não recidivaram, em comparação com 83% dos doentes com evolução não óptima que realizaram apenas uma punção lombar ou nenhuma, como se pode observar na Tabela 4.

Quadro VI: Relações estatísticas entre o número de veículos pesados de

mercadorias e o desenvolvimento ótimo

Resultados óptimos para os doentes

Não (n=12)			Sim (n=28)	
Número de veículos pesados de mercadorias	n	%	n	%
0	5	41.6%	9	32%
1	5	41.6%	8	28.6%
2	2	16.6%	3	10.7%
3	0	0%	8	28.6%

6. Tratamento cirúrgico

No nosso estudo, não encontrámos uma relação estatisticamente significativa entre o resultado ótimo do doente e o tipo de bypass.

7. Complicações pós-operatórias

Verificámos que, no nosso estudo, existia uma relação estatisticamente significativa entre a ausência de complicações pós-operatórias e o resultado ótimo do doente (**p=0,024**). De facto, dos 5 doentes que tiveram complicações pós-operatórias, 4 (80%) tiveram recidivas.

DISCUSSÃO

I. Principais resultados do nosso estudo

Este é um estudo retrospetivo de 40 pacientes tratados para HAC durante um período de 16 anos (de 2004 a 2020).

Aquando do diagnóstico, a idade média dos doentes era de 69 anos, variando entre 44 e 83 anos. O grupo etário dos 74 aos 83 anos foi o mais afetado, com uma frequência de 45%. O rácio entre os sexos foi de 1,35. 90% da nossa população tinha pelo menos uma comorbilidade.

A hipertensão e a diabetes foram os problemas de saúde mais frequentes (55% e 37,5%, respetivamente).

A duração média da doença foi de 15 meses. 55% da nossa população apresentava a tríade completa de Adams e Hakim.

O sintoma mais frequente foi a perturbação da marcha, com uma frequência de 92,5%.

Todos os doentes foram submetidos a imagiologia cerebral.

A RMN cerebral foi a modalidade de imagem mais utilizada em 70% da nossa população. A dilatação tri-ventricular foi determinada em 70% da nossa população e a dilatação quadri-ventricular em 30% da nossa população.

Pelo menos uma punção lombar foi efectuada em 65% da nossa população.

O tratamento cirúrgico foi realizado em 97,5% da nossa população, exceto num doente devido ao risco não negligenciável da cirurgia.

13% dos pacientes submetidos a cirurgia sofreram complicações pós-operatórias.

A evolução imediata das perturbações da marcha foi favorável em todos os doentes, com desaparecimento das perturbações. Relativamente à incontinência urinária, a evolução imediata foi favorável em 80% dos doentes. Relativamente à síndrome demencial, a evolução imediata foi favorável em 47% dos doentes.

Dos doentes submetidos a cirurgia, 30% recorreram. A perturbação da marcha foi o sintoma mais frequente. 18% dos doentes operados necessitaram de uma segunda intervenção cirúrgica. Dos doentes inicialmente incluídos no estudo, 7 (17,5%) faleceram.

O estudo univariado mostrou que :

• A duração da progressão da doença teve uma relação estatisticamente significativa com a progressão óptima (**p=0,03**).

• O número de punções lombares depletivas teve uma relação estatisticamente significativa com o resultado ótimo (**p=0,029**).

• A ausência de complicações no período pós-operatório imediato teve uma relação estatisticamente significativa com o resultado ótimo (**p=0,024**).

II. Pontos fortes e limitações do nosso trabalho

O nosso estudo tem vários pontos fortes:

• De acordo com a nossa pesquisa, esta é a primeira tese sobre este tema anível nacional, e os estudos sobre o tema na Tunísia são raros.

• Todas as caraterísticas clínicas e radiológicas desta condição foram estabelecidas no estudo descritivo. O estudo analítico identificou os elementos prognósticos do tratamento neurocirúrgico da hidrocefalia crónica do adulto.

• Este trabalho é um dos poucos estudos a examinar os factores que podem causar a recorrência desta doença.

No entanto, o nosso estudo tem algumas limitações:

• Alguns doentes perderam o seguimento após a alta.

• Dada a natureza retrospetiva do estudo, não foi possível uma recolha de dados optimizada.

• O carácter monocêntrico do nosso trabalho não nos permite estudar uma população mais vasta.

III. Dados epidemiológicos

1. Frequência :

Vários estudos hospitalares realizados na Alemanha [8], Noruega [9] e Estados Unidos [10] relataram uma incidência de HAC de 0,84 a 1,8 pacientes por 100.000 habitantes por ano. No nosso estudo, a incidência anual de doentes com HAC foi de 2,5 por ano. Um estudo ambulatório norueguês numa população de 220.000 habitantes mostrou uma incidência de 5,5 por 100.000 habitantes por ano[11]. Este facto mostra que a HAC é uma doença que pode estar subdiagnosticada [12].

2. Idade :

No nosso estudo, a idade média dos doentes era de 69 anos, variando entre 44 e 83 anos. A idade média das mulheres foi de 73 anos e a dos homens de 69 anos. Os nossos resultados estão de acordo com o estudo de F Hertel et al [13] com uma média de idade de 69,2 anos, variando de 39 a 82 anos.

3. Sexo :

No nosso estudo, 57,5% dos doentes eram do sexo masculino, com um rácio de sexo de 1,35. Existe uma ligeira diferença entre a percentagem de mulheres e homens na literatura. Nos estudos realizados por F Hertel et al [13] e Klassen et al [10], há um predomínio do sexo masculino. No entanto, nos estudos de Woodworth et al [14] e Algin et al [15], as mulheres predominam.

IV. DADOS CLÍNICOS :

1. Tempo de desenvolvimento

O tempo de evolução da doença é o tempo que decorre entre o aparecimento dos primeiros sinais clínicos e a consulta do doente que conduz à hospitalização e ao tratamento. No nosso estudo, o tempo médio de evolução nos nossos doentes foi de 15 meses, com extremos que variaram entre 01 mês e 5 anos. Verificámos que em vários estudos de HAC, a duração média de evolução situou-se entre os 22 e os 28 meses [16] [17] [18].

2. Modo de revelação

O quadro clínico da hidrocefalia crónica em adultos caracteriza-se por um início insidioso e progressivo e é clinicamente revelado pela tríade clínica de ADAMS e HAKIM que combina distúrbios da marcha, incontinência urinária e síndrome demencial [19].

O início da doença pode ser monossintomático, bi-sintomático ou mesmo uma tríade completa. Os modos de aparecimento diferem de um estudo para outro na literatura. Em vários estudos, a tríade completa está frequentemente presente no momento do diagnóstico. No artigo de R. Nassar et al [20], 60% dos doentes apresentavam esta tríade. No nosso estudo, 55% dos doentes apresentavam a tríade completa.

3. Sinais clínicos

Perturbações da marcha

Nos doentes com HAC, as dificuldades na marcha são o sintoma mais precoce e mais frequente [21] [22].

Caracterizam-se por instabilidade postural, dificuldade em iniciar a marcha ou em andar com pequenos passos [23]. O nosso estudo mostrou que os distúrbios da marcha estavam presentes em 92,5% dos casos.

Incontinência

Ao contrário dos distúrbios da marcha e do défice cognitivo, não existe uma recomendação clara sobre as caraterísticas dos distúrbios urinários [7]. Num estudo de Savolainen et al [23], a frequência da incontinência urinária foi de 49%. Outro estudo de Krzastek et al [24] mostrou uma frequência de 74,5% de casos com incontinência urinária. O nosso estudo mostrou que a incontinência urinária estava presente em 67,5% dos casos.

Síndrome demencial

Os doentes apresentam geralmente uma síndrome depressiva, atraso psicomotor e problemas de concentração e memória [25]. No nosso estudo, 77,5% dos doentes apresentavam uma síndrome demencial, o que está de acordo com o estudo de Bech et al [26] que mostra que a demência estava presente em 77% dos casos.

4. História patológica

No nosso estudo, os antecedentes patológicos mais comuns nos nossos doentes foram a hipertensão arterial e a diabetes. 22 doentes da nossa série, ou seja, 55%, tinham hipertensão arterial. Isto é consistente com os estudos de Kobayashi et al [27] e Pyykkö et al [28] que mostram que 57% e 52% dos doentes, respetivamente, eram hipertensos. A incidência de diabetes foi de 37,5% no nosso estudo. O estudo de Jacobs L [29] mostra que 51,5% dos doentes incluídos no estudo eram diabéticos. Este estudo é semelhante ao de Mirzayan et al [30], com uma frequência de 51%. Outros estudos, como o de Israelsson et al [31] e Pyykkö et al [28], mostraram uma frequência mais baixa, de 26,8% e 23%, respetivamente.

V. EXAMES PARACLÍNICOS

1. Imagiologia

De acordo com as recomendações japonesas [7], o diagnóstico de hidrocefalia crónica do adulto baseia-se nos sinais clínicos e na dilatação ventricular na RM cerebral ou na TC cerebral com um índice EVANS >0,3. No nosso estudo, todos os doentes foram submetidos a imagiologia cerebral. Verificámos que não existem estudos que comparem a eficácia da TC cerebral com a RM cerebral para o diagnóstico de HAC. No entanto, a RM cerebral continua a ser o exame de referência porque pode revelar outras patologias associadas e eliminar diagnósticos diferenciais [32].

Dada a natureza retrospetiva do nosso estudo, não dispomos de dados detalhados sobre outras lesões ou anomalias imagiológicas. 70% dos doentes do nosso estudo apresentavam dilatação triventricular nos exames imagiológicos e 30% apresentavam dilatação quadriventricular.

2. Punção lombar

A punção lombar é um teste terapêutico frequentemente utilizado para confirmar o diagnóstico de HAC [7] e para identificar os pacientes que podem ter um resultado favorável após o tratamento cirúrgico [33] . 65% dos doentes do nosso estudo fizeram pelo menos uma punção lombar. Num estudo de Lim et al [34], punções lombares repetidas foram sugeridas como um tratamento alternativo para pacientes que não puderam ser operados com bypass ventricular, com melhora favorável por pelo menos um ano após a última punção lombar.

VI. TRATAMENTO

Existem várias opções de tratamento para a hidrocefalia crónica em adultos. A abstenção de tratamento, a punção lombar para evacuação, o tratamento médico e o tratamento cirúrgico podem ser considerados, dependendo da gravidade dos sintomas e do estado geral do doente. O tratamento cirúrgico por derivação do LCR continua a ser o padrão de ouro e o tratamento mais eficaz [7] [25] [35]. A derivação ventrículo-peritoneal é a derivação mais frequentemente utilizada no tratamento cirúrgico da HAC [36] [37]. 97,5% dos doentes do nosso estudo foram submetidos a tratamento cirúrgico. Apenas um doente não foi submetido a cirurgia devido à ausência de benefício e ao risco não negligenciável da cirurgia. 95% dos doentes operados receberam uma derivação ventrículo-peritoneal (PVS) e 5% dos doentes operados receberam uma ventriculocisternostomia (VCS). Os nossos resultados estão de acordo com o estudo de Komolafe et al [37] que mostrou que 95,4% dos doentes foram operados por DVP e 4,6% por VCS. Todos os nossos pacientes foram equipados com uma válvula programável, de acordo com as últimas recomendações japonesas [7].

VII. EVOLUÇÃO PÓS-OPERATÓRIA

1. Pós-operatório imediato

Vários estudos têm discutido a evolução do pós-operatório imediato utilizando diversos métodos de avaliação dos pacientes após o tratamento cirúrgico, baseados principalmente na melhora clínica [38].

No nosso estudo, a avaliação baseou-se na melhoria clínica subjectiva dos sintomas: distúrbios da marcha, incontinência urinária e síndrome demencial.

Tanto quanto é do nosso conhecimento, existem poucos estudos sobre a evolução dos sintomas clínicos no pós-operatório imediato. Em termos de evolução, 87% dos doentes tiveram uma evolução favorável, quer parcial quer total. 42% dos doentes operados tiveram uma melhoria clara dos sinais clínicos no pós-operatório imediato e 45% dos doentes operados tiveram uma melhoria parcial dos sinais clínicos.

No nosso estudo, o resultado imediato foi favorável em 71% dos doentes com dificuldades de marcha, em 47% dos doentes com incontinência urinária e em 44% dos doentes com demência.

2. Complicações pós-operatórias

A frequência das complicações pós-operatórias varia de estudo para estudo. As complicações mais frequentes são as infecções do sistema nervoso central, os hematomas cerebrais, as crises epilépticas e a obstrução do shunt [39] [40]. No nosso estudo, 13% dos doentes submetidos a cirurgia sofreram complicações pós-operatórias.

3. Recorrências

A melhoria após o bypass é geralmente limitada no tempo. Vários estudos demonstraram que existe uma deterioração global após 36 a 60 meses [41].

No nosso estudo, definimos recidiva como a recorrência ou agravamento dos sinais clínicos num período de 2 anos. 30% dos nossos pacientes apresentaram recidiva, com predomínio entre 12 e 24 meses. Estes resultados são semelhantes aos de Tissel et al. [42], mostrando que 21% dos pacientes apresentaram piora dos sinais clínicos em relação aos sinais anteriores ao bypass.

4. Cirurgia de currículo

Dos 12 pacientes que apresentaram recidiva, 07 foram submetidos à cirurgia de revisão, representando 18% dos casos em nosso estudo. Estes resultados são semelhantes aos do estudo de Hebb et al [43], com 22% dos pacientes necessitando de nova cirurgia ou revisão do shunt.

5. Mortes

A HAC não foi a causa de nenhuma morte entre os doentes do nosso estudo. 17,5% dos doentes inicialmente incluídos no estudo morreram em consequência de várias patologias: pneumonite infecciosa, COVID-19, acidente vascular cerebral isquémico, acidente vascular cerebral.

VIII. Estudo analítico

O estudo dos factores de prognóstico para uma evolução pós-operatória óptima da HAC tem sido efectuado utilizando vários métodos em diferentes artigos da literatura e não nas mesmas bases de normalização [44] [45] [46].

De acordo com o nosso estudo, existe uma associação estatisticamente significativa entre o tempo de evolução e a evolução pós-operatória (p=0,03). Nosso estudo concorda com os de Kimura et al (p=0,0015) [47] e Vakili et al (p=0,033) [18] que relataram que uma longa duração da progressão dos sintomas está associada com deterioração após 06 ou 1 ano de acordo com a escala mRS. A punção lombar depletiva tem sido considerada em vários estudos como um critério para o diagnóstico de HAC e um fator de prognóstico para o sucesso da derivação em doentes com HAC. A melhoria dos sinais clínicos após a punção lombar é um bom fator de prognóstico para o resultado pós-operatório [48] [49] [50]. No entanto, a PL depletiva tem uma sensibilidade e especificidade mais baixas do que a drenagem contínua [14] [51]. A drenagem contínua é utilizada com menos frequência, dada a sua natureza invasiva e técnica [52].

No nosso estudo, houve uma relação estatisticamente significativa entre o número de punções lombares depletivas e o resultado ótimo (p=0,029). De facto, nenhum dos doentes que recebeu 03 PLs recidivou. Nossos resultados estão de acordo com o estudo de Ishikawa et al [53] que sugere que punções lombares repetitivas podem ter efeitos fisiológicos semelhantes à drenagem contínua. Outro estudo realizado por da Rocha et al [54] mostra que as punções lombares repetitivas aumentam a sensibilidade da punção lombar depletiva e a aproximam da sensibilidade da drenagem contínua. No que diz respeito à relação entre a ocorrência de complicações no pós-operatório imediato e a ocorrência de recidivas, nosso estudo mostrou que houve uma relação estatisticamente significativa (p=0,024). Tanto quanto é do nosso conhecimento, não existem atualmente estudos que tenham investigado a relação entre a ocorrência de complicações e as recidivas subsequentes. Esta falta de dados pode ser explicada pelo facto de a fisiopatologia da HAC não estar bem detalhada [54]. No que diz respeito às patologias cardiovasculares, o nosso estudo não mostrou uma relação estatisticamente significativa entre a presença de comorbilidades vasculares e o resultado ótimo. Isto está de acordo com os resultados dos estudos de Andrén et al [55] e Klinge et al [56] que mostram que a presença de factores de risco cardiovascular não está correlacionada com um resultado ótimo.

CONCLUSÕES

A hidrocefalia crónica do adulto é uma doença rara que afecta principalmente os idosos. O diagnóstico é essencialmente clínico. Caracteriza-se pela tríade de Adams e Hakim (distúrbios da marcha, incontinência urinária e demência), mas por vezes o quadro clínico é incompleto. Dada a variabilidade do quadro clínico e a ausência de um consenso internacional sobre os critérios de avaliação objetiva dos sinais clínicos, o diagnóstico continua a ser um desafio para os médicos, sobretudo para os médicos de primeira linha. A punção lombar depletiva é um teste terapêutico para confirmar o diagnóstico positivo de HAC e um fator de prognóstico para um bom resultado após o tratamento cirúrgico. A derivação ventrículo-peritoneal é o tipo de derivação mais utilizado, mas poucos estudos analisaram os factores de prognóstico para o sucesso do tratamento cirúrgico. O nosso estudo é um estudo retrospetivo, descritivo e monocêntrico realizado no departamento de neurocirurgia do Hôpital Militaire Principal d'Instruction de Tunis (HMPIT) durante um período de 16 anos (de 2004 a 2020). O objetivo primário do nosso estudo foi a ocorrência de pelo menos um episódio de recorrência até 2 anos após a cirurgia. Incluímos 40 doentes, 39 dos quais foram submetidos a cirurgia. A média de idade na admissão foi de 69 anos. O grupo etário dos 74 aos 83 anos foi o mais afetado, com uma frequência de 45%. Verificou-se um predomínio do sexo masculino, com um rácio de 1,35. 90% da nossa população tinha pelo menos uma comorbilidade. Os antecedentes patológicos mais frequentes foram a hipertensão arterial e a diabetes, com uma frequência de 55% e 37,5%, respetivamente. Aquando da admissão, 55% dos doentes apresentavam a tríade completa de Adams e Hakim. A perturbação da marcha foi o sintoma mais frequente, com uma frequência de 92,5%. Duração da evolução A duração média dos sinais clínicos foi de 15 meses. Todos os doentes foram submetidos a imagiologia cerebral e a maioria dos doentes apresentava uma dilatação tri-ventricular com uma frequência de 70%. Foi efectuada pelo menos uma punção lombar como teste terapêutico em 65% dos doentes, tendo todos os doentes, à exceção de um, sido submetidos a cirurgia devido ao risco significativo envolvido. As complicações pós-operatórias ocorreram em 13% dos doentes. A evolução imediata foi favorável na maioria dos doentes. No entanto, 30% dos doentes submetidos a cirurgia tiveram uma recidiva. A dificuldade de marcha foi o sintoma mais frequente. 18% dos doentes operados necessitaram de repetir a cirurgia. Relativamente à mortalidade, nenhum dos doentes faleceu em consequência da HAC. A duração da progressão da doença (p=0,03), o número de punções lombares depletivas (p=0,029) e a ocorrência de complicações pós-operatórias (p=0,024) foram factores de bom prognóstico para o resultado ótimo após a derivação.Foram realizados numerosos estudos para avaliar as caraterísticas fisiopatológicas, clínicas e radiológicas da hidrocefalia crónica do adulto, bem como os factores de prognóstico relacionados com a evolução óptima após a cirurgia. A falta de um padrão GOLD para a avaliação dos sinais clínicos e a diversidade de métodos de acompanhamento dos doentes dificultam o estudo dos factores de prognóstico. No decurso deste trabalho :

- Sublinhamos a importância da utilização de escalas de avaliação objetiva dos sinais clínicos antes e depois do tratamento cirúrgico, a fim de poder comparar objetivamente a evolução dos doentes.

- Dada a falta de estudos tunisinos sobre a hidrocefalia crónica do adulto, propomos a realização de um estudo multicêntrico que envolva todos os departamentos de neurologia e neurocirurgia da Tunísia, a fim de especificar as caraterísticas epidemiológicas, clínicas e radiológicas e de estudar os factores de risco e de prognóstico nos doentes tunisinos.

- Insistimos em informar os médicos da linha [1ère] e os médicos sobre a importância de diagnosticar a hidrocefalia crónica do adulto, a fim de evitar que a doença progrida durante um longo período.

Com base nestes resultados, propomos a seguinte linha de ação:

- Avaliação dos sintomas da hidrocefalia crónica do adulto utilizando as escalas propostas nas diretrizes japonesas, a fim de dispor de escalas de avaliação objectivas e comuns a todos os serviços na Tunísia, para poder avaliar a evolução dos doentes após o tratamento cirúrgico (anexos 1 e 2).

- Várias punções lombares para otimizar a evolução pós-operatória

- Educar os doentes e as suas famílias para aumentar os seus conhecimentos sobre a hidrocefalia crónica do adulto e a importância de consultar um médico logo que surjam sinais clínicos, de modo a evitar a banalização dos sintomas relatados pelo doente.

REFERÊNCIAS

1. P B, J C. Hidrocefalia crónica ("pressão normal") na infância e adolescência. Uma revisão de 16 casos e reavaliação da síndrome. Childs Nerv Syst ChNS Off J Int Soc Pediatr Neurosurg [Internet]. 1995 Dec [cited 2024 Feb 1];11(12). Disponível em: https://pubmed.ncbi.nlm.nih.gov/8750950/

2. Gavrilov GV, Gaydar BV, Svistov DV, Korovin AE, Samarcev IN, Churilov LP, Tovpeko DV. Hidrocefalia de pressão normal idiopática (Síndrome de Hakim-Adams): Sintomas clínicos, diagnóstico e tratamento. Psychiatr Danub. Dez 2019;31(Suppl 5):737-44.

3. Skalický P, Mládek A, Vlasák A, De Lacy P, Beneš V, Bradáč O. Hidrocefalia de pressão normal - uma visão geral dos mecanismos fisiopatológicos e procedimentos de diagnóstico. Neurosurg Rev. Dez 2020;43(6):1451-64.

4. Greenberg ABW, Mekbib KY, Mehta NH, Kiziltug E, Duy PQ, Smith HR, Junkkari A, Leinonen V, Hyman BT, Chan D, Curry WT, Arnold SE, Barker Ii FG, Frosch MP, Kahle KT. Utility of cortical tissue analysis in normal pressure hydrocephalus (Utilidade da análise do tecido cortical na hidrocefalia de pressão normal). Cereb Cortex N Y N 1991. 24 Jan 2024;bhae001.

5. Williams MA, Malm J. Diagnosis and Treatment of Idiopathic Normal Pressure Hydrocephalus (Diagnóstico e Tratamento da Hidrocefalia de Pressão Normal Idiopática). Contin Lifelong Learn Neurol. abril de 2016;22(2 Demência):579-99.

6. Oliveira LM, Nitrini R, Román GC. Hidrocefalia de pressão normal: uma revisão crítica. Dement Neuropsychol. 2019;13(2):133-43.

7. NAKAJIMA M, YAMADA S, MIYAJIMA M, ISHII K, KURIYAMA N,

KAZUI H, KANEMOTO H, SUEHIRO T, YOSHIYAMA K, KAMEDA M, KAJIMOTO Y, MASE M, MURAI H, KITA D, KIMURA T, SAMEJIMA N, TOKUDA T, KAIJIMA M, AKIBA C, KAWAMURA K, ATSUCHI M, HIRATA Y, MATSUMAE M, SASAKI M, YAMASHITA F, AOKI S, IRIE R, MIYAKE H, KATO T, MORI E, ISHIKAWA M, DATE I, ARAI H. Diretrizes para o tratamento da Hidrocefalia de Pressão Normal Idiopática (Terceira Edição): Aprovado pela Sociedade Japonesa de Hidrocefalia de Pressão Normal. Neurol Med Chir (Tóquio). Fev. 2021;61(2):63-97.

8. Krauss JK, Halve B. Normal pressure hydrocephalus: survey on contemporary diagnostic algorithms and therapeutic decision-making in clinical practice. Ata Neurochir (Wien). abril de 2004;146(4):379-88; discussão 388.

9. A B, Hl F, S S, T M, T S, Pk E. Five-year incidence of surgery for idiopathic normal pressure hydrocephalus in Norway. Ata Neurol Scand [Internet]. Nov 2009 [citado 14 Set 2023];120(5). Disponível em: https://pubmed.ncbi.nlm.nih.gov/19832773/

10. Klassen BT, Ahlskog JE. Hidrocefalia de pressão normal: com que frequência o diagnóstico é válido? Neurology. 20 Sep 2011;77(12):1119-25.

11. Brean A, Eide PK. Prevalência de provável hidrocefalia de pressão normal idiopática numa população norueguesa. Ata Neurol Scand. julho de 2008;118(1):48-53.

12. Martín-Láez R, Caballero-Arzapalo H, López-Menéndez LÁ, Arango-Lasprilla JC, Vázquez-Barquero A. Epidemiologia da Hidrocefalia de Pressão Normal Idiopática: Uma Revisão Sistemática da Literatura. World Neurosurg. Dez 2015;84(6):2002-9.

13. Hertel F, Walter C, Schmitt M, Mörsdorf M, Jammers W, Busch HP, Bettag M. A combinação de Tc-SPECT ou de ressonância magnética ponderada por perfusão com o teste de punção lombar é útil no diagnóstico da hidrocefalia de

pressão normal? J Neurol Neurosurg Psychiatry. abril de 2003;74(4):479-84.

14. Woodworth GF, McGirt MJ, Williams MA, Rigamonti D. Drenagem e dinâmica do líquido cefalorraquidiano no diagnóstico da hidrocefalia de pressão normal. Neurosurgery. maio de 2009;64(5):919-25; discussão 925-926.

15. Algin O, Hakyemez B, Ocakoglu G, Parlak M. Cisternografia por RM: é útil no diagnóstico da hidrocefalia de pressão normal e na seleção de "bons respondedores à derivação"? Diagn Interv Radiol Ank Turk. junho de 2011;17(2):105-11.

16. Campos-Juanatey F, Gutiérrez-Baños JL, Portillo-Martín JA, Zubillaga-Guerrero S. Avaliação do diagnóstico urodinâmico em pacientes com incontinência urinária associada a hidrocefalia de pressão normal. Neurourol Urodyn. junho de 2015;34(5):465-8.

17. Czosnyka Z, Owler B, Keong N, Santarius T, Baledent O, Pickard JD, Czosnyka M. Impacto da duração dos sintomas na dinâmica do LCR na hidrocefalia de pressão normal idiopática. Ata Neurol Scand. junho de 2011;123(6):414-8.

18. Vakili S, Moran D, Hung A, Elder BD, Jeon L, Fialho H, Sankey EW, Jusué-Torres I, Goodwin CR, Lu J, Robison J, Rigamonti D. Timing of surgical treatment for idiopathic normal pressure hydrocephalus: association between treatment delay and reduced short-term benefit. Neurosurg Focus. Sep 2016;41(3):E2.

19. Adams RD, Fisher CM, Hakim S, Ojemann RG, Sweet WH. HIDROCEFALIA OCULTA SINTOMÁTICA COM PRESSÃO DO LÍQUIDO CEFALORRAQUIDIANO "NORMAL": UMA SÍNDROME TRATÁVEL. N Engl J Med. 15 Jul 1965;273:117-26.

20. Nassar BR, Lippa CF. Idiopathic Normal Pressure Hydrocephalus: A Review for General Practitioners (Hidrocefalia de Pressão Normal Idiopática:

Uma Revisão para Clínicos Gerais). Gerontol Geriatr Med. 1 Jan 2016;2:2333721416643702.

21. Kubo Y, Kazui H, Yoshida T, Kito Y, Kimura N, Tokunaga H, Ogino A, Miyake H, Ishikawa M, Takeda M. Validação da escala de classificação para avaliar os sintomas da hidrocefalia de pressão normal idiopática. Dement Geriatr Cogn Disord. 20 nov 2007;25(1):37-45.

22. Meier U, Zeilinger FS, Kintzel D. Sinais, Sintomas e Curso da Hidrocefalia de Pressão Normal em Comparação com a Atrofia Cerebral. Ata Neurochir (Wien). 1 de outubro de 1999;141(10):1039-48.

23. Savolainen S, Hurskainen H, Paljärvi L, Alafuzoff I, Vapalahti M. Five-Year Outcome of Normal Pressure Hydrocephalus with or Without a Shunt: Valor Preditivo dos Sinais Clínicos, Avaliação Neuropsicológica e Teste de Infusão. Ata Neurochir (Wien). 1 de junho de 2002;144(6):515-23.

24. Krzastek SC, Bruch WM, Robinson SP, Young HF, Klausner AP. Caracterização dos sintomas do trato urinário inferior em doentes com hidrocefalia de pressão normal idiopática. Neurourol Urodyn. Abr 2017;36(4):1167-73.

25. Fournier JY, Hildebrandt G, Gautschi O. Hydrocephalus at normal pressure. Rev Med Suisse. 21 de abril de 2010;245(6):836-9.

26. Bech RA, Waldemar G, Gjerris F, Klinken L, Juhler M. Efeitos de shunting em doentes com hidrocefalia idiopática de pressão normal; correlação com achados de biopsia cerebral e leptomeníngea. Ata Neurochir (Wien). 1999;141(6):633-9.

27. Kobayashi E, Kanno S, Kawakami N, Narita W, Saito M, Endo K, Iwasaki M, Kawaguchi T, Yamada S, Ishii K, Kazui H, Miyajima M, Ishikawa M, Mori E, Tominaga T, Tanaka F, Suzuki K. Fatores de risco para resultados

desfavoráveis após cirurgia de derivação em pacientes com hidrocefalia idiopática de pressão normal. Sci Rep. 17 de agosto de 2022;12:13921.

28. Pyykkö OT, Nerg O, Niskasaari HM, Niskasaari T, Koivisto AM, Hiltunen M, Pihlajamäki J, Rauramaa T, Kojoukhova M, Alafuzoff I, Soininen H, Jääskeläinen JE, Leinonen V. Incidência, Comorbilidades e Mortalidade na Hidrocefalia de Pressão Normal Idiopática. World Neurosurg. Abr 2018;112:e624-31.

29. Jacobs L. Diabetes mellitus na hidrocefalia de pressão normal. J Neurol Neurosurg Psychiatry. abril de 1977;40(4):331-5.

30. Mirzayan MJ, Luetjens G, Borremans JJ, Regel JP, Krauss JK. Resultado alargado a longo prazo (> 5 anos) da derivação do líquido cefalorraquidiano na hidrocefalia idiopática de pressão normal. Neurosurgery. agosto de 2010;67(2):295-301.

31. Israelsson H, Carlberg B, Wikkelsö C, Laurell K, Kahlon B, Leijon G, Eklund A, Malm J. Vascular risk factors in INPH. Neurology. 7 Feb 2017;88(6):577-85.

32. Damasceno BP. Neuroimagem na hidrocefalia de pressão normal. Dement Neuropsychol. 2015;9(4):350-5.

33. Krauss JK, Regel JP. O valor preditivo da remoção do LCR ventricular na hidrocefalia de pressão normal. Neurol Res. agosto de 1997;19(4):357-60.

34. Lim TS, Yong SW, Moon SY. Punções lombares repetitivas como tratamento da hidrocefalia de pressão normal. Eur Neurol. 2009;62(5):293-7.

35. Williams MA, Malm J. Diagnosis and Treatment of Idiopathic Normal Pressure Hydrocephalus (Diagnóstico e Tratamento da Hidrocefalia de Pressão Normal Idiopática). Contin Lifelong Learn Neurol. abril de 2016;22(2 Demência):579-99.

36. Alvi MA, Brown D, Yolcu Y, Zreik J, Javeed S, Bydon M, Cutsforth-Gregory JK, Graff-Radford J, Jones DT, Graff-Radford NR, Cogswell PM, Elder BD. Prevalence and Trends in Management of Idiopathic Normal Pressure Hydrocephalus in the United States (Prevalência e Tendências na Gestão da Hidrocefalia de Pressão Normal Idiopática nos Estados Unidos): Insights da amostra nacional de pacientes internados. World Neurosurg. 1 de janeiro de 2021;145:e38-52.

37. Komolafe EO, Adeolu AA, Komolafe MA. Tratamento das complicações da derivação do líquido cefalorraquidiano num programa de neurocirurgia nigeriano. Ilustrações de casos e revisão. Pediatr Neurosurg. 2008;44(1):36-42.

38. Toma AK, Papadopoulos MC, Stapleton S, Kitchen ND, Watkins LD. Revisão sistemática do resultado da cirurgia de derivação na hidrocefalia idiopática de pressão normal. Ata Neurochir (Wien). outubro de 2013;155(10):1977-80.

39. Foo NP, Tun YC, Chang CC, Lin HL, Cheng CH, Chuang HY. Resultados Clínicos e Segurança do Shunt Lumboperitoneal no Tratamento da Hidrocefalia Não-Obstrutiva. Clin Interv Aging. 23 de março de 2023;18:477-83.

40. Yin R, Zhang X, Wei JJ, Chang JB, Chen YH, Xu HS, Li PT, Yang L, Liu XY, Wang RZ. [Eficácia e resultados da cirurgia de derivação para hidrocefalia secundária]. Zhonghua Yi Xue Za Zhi. 4 Jul 2023;103(25):1936-9.

41. Klinge P, Marmarou A, Bergsneider M, Relkin N, Black PM. Outcome of shunting in idiopathic normal-pressure hydrocephalus and the value of outcome assessment in shunted patients. Neurosurgery. setembro de 2005;57(3 Suppl):S40-52; discussão ii-v.

42. Tisell M, Hellström P, Ahl-Börjesson G, Barrows G, Blomsterwall E, Tullberg M, Wikkelsö C. Long-term outcome in 109 adult patients operated on for hydrocephalus. Br J Neurosurg. agosto de 2006;20(4):214-21.

43. Hebb AO, Cusimano MD. Hidrocefalia idiopática de pressão normal: uma revisão sistemática do diagnóstico e dos resultados. Neurosurgery. Nov 2001;49(5):1166-84; discussão 1184-1186.

44. Zaccaria V, Bacigalupo I, Gervasi G, Canevelli M, Corbo M, Vanacore N, Lacorte E. A systematic review on the epidemiology of normal pressure hydrocephalus. Ata Neurol Scand. Fev. 2020;141(2):101-14.

45. Táborský J, Blažková J, Beneš V. A Epidemiologia da Hidrocefalia de Pressão Normal. In: Bradac O, editor. Normal Pressure Hydrocephalus: Pathophysiology, Diagnosis, Treatment and Outcome [Internet]. Cham: Springer International Publishing; 2023 [citado 26 fev 2024]. p. 39-51. Disponível em: https://doi.org/10.1007/978-3-031-36522-5_4

46. Oertel JMK, Huelser MJM. Previsão do resultado da terapia da hidrocefalia de pressão normal - em que ponto estamos? Ata Neurochir (Wien). 1 de março de 2021;163(3):767-9.

47. Kimura T, Yamada S, Sugimura T, Seki T, Miyano M, Fukuda S, Takeuchi S, Miyata S, Tucker A, Fujita T, Hashizume A, Izumi N, Kawasaki K, Nakagaki A, Sako K. Preoperative Predictive Factors of Short-Term Outcome in Idiopathic Normal Pressure Hydrocephalus. World Neurosurg. Jul 2021;151:e399-406.

48. Marmarou A, Young HF, Aygok GA, Sawauchi S, Tsuji O, Yamamoto T, Dunbar J. Diagnóstico e tratamento da hidrocefalia de pressão normal idiopática: um estudo prospetivo em 151 doentes. J Neurosurg. junho de 2005;102(6):987-97.

49. Walchenbach R, Geiger E, Thomeer RTWM, Vanneste J a. L. The value of temporary external lumbar CSF drainage in predicting the outcome of shunting on normal pressure hydrocephalus. J Neurol Neurosurg Psychiatry. abril de 2002;72(4):503-6.

50. Agostini V, Lanotte M, Carlone M, Campagnoli M, Azzolin I, Scarafia R, Massazza G, Knaflitz M. Instrumented gait analysis for an objective pre/postassessment of tap test in normal pressure hydrocephalus. Arch Phys Med Rehabil. Jul 2015;96(7):1235-41.

51. Marmarou A, Bergsneider M, Klinge P, Relkin N, Black PM. O valor dos testes de prognóstico suplementares para a avaliação pré-operatória da hidrocefalia idiopática de pressão normal. Neurosurgery. setembro de 2005;57(3 Suppl):S17-28; discussão ii-v.

52. Mongin M, Hommet C, Mondon K. Hidrocefalia à pressão normal: atualização e aspectos práticos. Rev Médecine Interne. 1 Dez 2015;36(12):825-33.

53. Ishikawa M, Hashimoto M, Mori E, Kuwana N, Kazui H. O valor do teste de drenagem do líquido cefalorraquidiano para prever a eficácia do shunt na hidrocefalia idiopática de pressão normal. Fluids Barriers CNS. 13 Jan 2012;9:1.

54. da Rocha SFB, Kowacs PA, de Souza RKM, Pedro MKF, Ramina R, Teive HAG. Serial Tap Test de pacientes com hidrocefalia de pressão normal idiopática: impacto na função cognitiva e seu significado. Fluidos Barreiras SNC. 6 de maio de 2021;18:22.

55. Andrén K, Wikkelsö C, Sundström N, Agerskov S, Israelsson H, Laurell K, Hellström P, Tullberg M. Long-term effects of complications and vascular comorbidity in idiopathic normal pressure hydrocephalus: a quality registry study. J Neurol. 2018;265(1):178-86.

56. Klinge P, Hellström P, Tans J, Wikkelsø C, Grupo de Estudo Multicêntrico Europeu da iNPH. One-year outcome in the European multicentre study on iNPH. Ata Neurol Scand. Sept 2012;126(3):145-53.

57. Folstein MF, Folstein SE, McHugh PR. "Mini-estado mental. Um método prático para classificar o estado cognitivo dos pacientes para o clínico. J Psychiatr Res. Nov 1975;12(3):189-98.

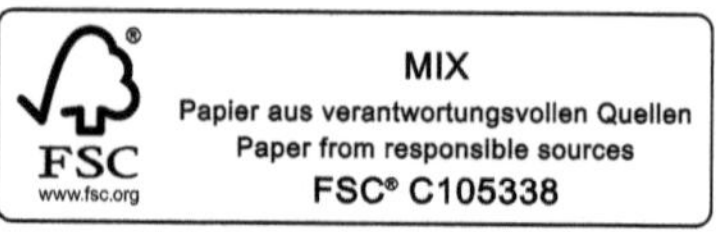

Printed by Books on Demand GmbH, Norderstedt / Germany